ÉLOGE

DE

M. HELVETIUS.

Le prix est de douze sols.

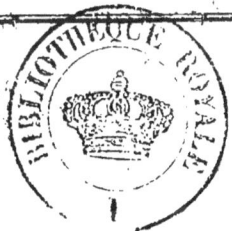

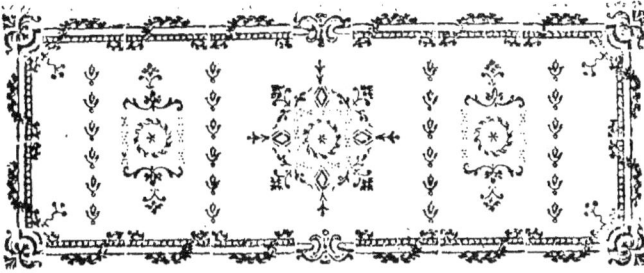

ÉLOGE

D E

M. HELVETIUS.

SI la Philofophie, repouffée par les grandeurs ou les richeffes, étoit réduite à confoler cette claffe nombreufe qui connoît & s'exagere fes privations; & fi, timide dans fes leçons, elle ne faifoit entendre fa voix que lorfque le cri des paffions eft vain & inutile, quelque limitée que fût fon influence, elle feroit encore le bien le plus cher à l'humanité; mais fi, pénétrant dans l'afyle du puiffant ou du riche, elle daigne s'unir à la fortune pour la rendre utile & bienfaifante ; fi, placée à la fource des tempêtes & des orages, elle fait les changer en rofées douces & fécondes; fi elle attache l'homme heureux à la fociété par le même principe dont elle s'eft fervi pour en éloigner l'homme indigent, c'eft-à-dire, l'amour éclairé de foi-même, l'intérêt de fon propre bon=

heur, qui pourra déformais lui refuler un hommage de refpeɛ̃ & de reconnoiffance ? C'eſt alors
qu'aimer & chercher la fageffe ne fera plus un
état, mais la perfeɛ̃ion de tous les états; c'eſt
alors que l'être privilégié qui reçut, preſque
en naiffant, toutes les faveurs de la nature & de
la fortune, échappera également au danger d'en
abufer, & à celui de les méconnoître. Cet avantage,
fouvent trop eſtimé, quelquefois auffi trop dé-
prifé, la beauté des traits & les charmes d'une
figure noble & ~~prévenante~~ *touchante*, efpece d'éloquence
muette qui prévient les cœurs, avant qu'on puiffe
les perfuader, il le réduira à fa juſte valeur, &
le regardant feulement comme un moyen de plaire,
il fentira que la vanité qu'il nous infpire en dé-
truit tout l'effet, & que s'en prévaloir eſt un moyen
fûr de n'en jamais jouir. Inutilement voudrions-
nous le diffimuler, la fupériorité que donnent
les richeffes n'eſt ni moins réelle, ni moins fon-
dée en raifon. Nous fommes foumis à des tyrans
cruels que nous fervons, & que nous multiplions:
modérées, elles nous en affranchiffent; exceffi-
ves, elles nous font rentrer dans l'efclavage. Le
Philofophe faura donc fe dérober à la fois à la
pauvreté & aux affaires: il diftinguera parmi nos
befoins ceux qui font véritables, & ceux qu'on
peut regarder comme faɛ̃ices: en éloignant les
premiers, il fe rendra plus heureux; en méprifant
les derniers, il fe rendra plus indépendant. Il aura

reconnu qu'il eft un terme, paffé lequel les richeſ fes ne peuvent plus être diftribuées avec choix , mais répandues au hafard; il ne voudra pas le paffer, & connoiffant la mefure du bien qu'un particulier peut faire, il dira de bonne heure : J'en ai affez. Mais dégoûté d'une viciffitude trop annexée aux propriétés mobiliaires , qui trouble l'homme appliqué, & provoque l'avarice ; pénétré fur-tout de cette vérité, qu'un homme de bien qui n'eft rien dans une capitale, tranfporté dans les campagnes, y devient un Dieu tutélaire , il fe déterminera bientôt à diminuer fa fortune pour en affurer la jouiffance, & en fanctifier l'emploi.

A ce portrait fidele il eft aifé de reconnoître un vrai Philofophe , un Sage. Il n'eft pourtant pas encore achevé. Laiffons au ftoïque enthouſiafme fes opinions fantaftiques : fans la vertu, fans doute, il n'eft point de bonheur ; mais la vertu feule peut-elle rendre heureux ? Ou plutôt, appellerons-nous vertu ce fentiment ftérile & forcé qui fe replie toujours fur lui-même ? Le cri de la Nature nous avertit qu'il faut être heureux; la voix de la Raifon nous apprend qu'il ne faut l'être aux dépens de perfonne ; l'une nous ordonne d'aimer, l'autre de faire un choix. C'eft ici que le Philofophe, méprifant l'orgueil des privations, remercie la Nature de lui avoir donné les moyens de plaire, & la Fortune, d'y avoir ajouté ceux de choifir. Egalement au deffus des illufions de la jeuneffe & des triftes préjugés d'un monde corrompu, il fait qu'une femme aimable eft le meilleur de tous les amis ; que les vertus ne font pas ennemies des graces, & qu'une ame noble & élevée, un cœur fimple & vrai, un efprit doux & fin peuvent, je dirois même, doivent fouvent fe rencontrer avec la beauté des formes & les graces extérieures. Eh ! pourquoi la Nature auroit-elle agi fur un plan fi différent du nôtre, & tandis que la magnificence des dehors annonce de loin nos temples & nos palais, n'auroit-elle voulu décorer que de viles cabanes ? Guidé par de tels principes, notre Sage n'a pu fe tromper : heureux par fa compagne, il le fera encore par fes enfans, & ce bonheur fi pur, fi légitime, il le fera partager à fes amis qui mériteront d'en jouir, qui le verront avec attendriffement.

Hélas ! les larmes qui viennent obfcurcir mes yeux ne m'avertiffent que trop qu'il eft tems de particularifer notre objet, & d'apprendre au Lecteur que c'eft M. Helvetius lui-même que nous lui avons dépeint, & qu'il doit déja connoître affez pour le pleurer avec nous. Témoins non fufpects des vertus à qui nous offrons ce foible hommage, nous ne pouvons les honorer fans les envier à l'immortalité, qui s'en eft trop tôt emparée. Que les gens de bien, que les nations entieres s'applaudiffent ; fa vie s'eft terminée fans tache ; fon exemple exifte dans toute fa pureté ;

fes ouvrages éclaireront les fiecles ; mais hélas !
fa préfence ne répandra plus la confiance, la joie,
ou la confolation parmi nous : nous ne le verrons
plus, nous ne l'entendrons plus , & tandis que
l'Europe le retrouvera dans fes écrits , nous feuls
nous l'aurons perdu.

Mais comment connoître parfaitement fes ouvrages , fi on ne l'a pas connu lui-même ? Il fembloit que fa perfonne leur donnât un nouvel éclat ,
& fuffit pour les venger d'une critique calom-
nieufe. Jamais , en effet, correfpondance ne fut
plus parfaite entre le Philofophe & fa doctrine ;
jamais, par des exemples plus fenfibles & plus tou-
chans , on n'a réalifé des méditations plus élevées
& plus abftraites. Effayons de raffembler, dans fa
vie & dans fon livre, quelques-uns de ces traits
qui fe prêtent un jour mutuel. Ils nous feront
mieux fentir notre perte; mais ils rendront plus
cher ce qui nous refte de lui, fa mémoire & fes
écrits.

M. Helvetius (*) , iffu d'une famille confidérée

(*) Il nâquit en 1715. M. Helvetius , fon aïeul, fut
médecin des armées alliées dans les longues guerres qui
occuperent la fin du dernier fiecle & le commencement de
celui-ci. Il s'acquit la plus grande confidération , & mérita ,
par fon zele & fes talens , que les Etats-Généraux lui
fiffent frapper une médaille. M. Helvetius , fon pere ,
avoit paffé en France dans fa jeuneffe. Il ne tarda pas à
s'y faire connoître avantageufement , & il fut bientôt em-
ployé, non-feulement dans les armées , en qualité de mé-

A 4

en Hollande, & né d'un pere dont la fortune, le crédit & la réputation lui annonçoient qu'il ne paroîtroit dans le monde que sous les plus heureux auspices, fut long-tems sans montrer une disposition marquée à en profiter. Elevé d'abord dans la maison paternelle, près d'un maître éclairé, & placé ensuite au College de Louis le Grand, il ne fut jamais ni des premiers ni des derniers de ses classes. Des rhumes de cerveau, auxquels il étoit sujet, le rendoient presque stupide; & dans le cours de ses premieres études, son ame ne parut se déceler que par le goût décidé qu'il prit pour la lecture de Quinte-Curce; ainsi, ce Philosophe, ami des hommes & de la paix, a peut-être puisé, dans la vie d'Alexandre,

decin, mais encore dans plusieurs négociations secretes. Il mérita la confiance de M. le Régent, & ensuite celle de M. le Duc. Dans une maladie dont le Roi, à-présent régnant, fut attaqué, son avis prévalut, & la vie du Prince fut conservée. Il étoit alors médecin ordinaire. Il fut ensuite premier médecin de la Reine, honoré de la confiance la plus intime de cette Princesse, & jouissant d'une fortune qui surpassoit son ambition, il en employa la plus grande partie au soulagement des pauvres, à qui il donnoit des soins assidus. Dans cet exercice habituel de la bienfaisance, il trouva un préservatif plus salutaire que ceux dont son art lui avoit enseigné les secrets : en effet, il vieillit à la Cour, en conservant sa probité intacte, & se tenant toujours élevé au dessus de l'intrigue dont il ne fut jamais ni la victime, ni l'instrument.

cet amour pour la gloire , qui donnant un nouveau reffort à fon efprit , & l'excitant à l'étude ,
l'a conduit à la fin à écrire contre les Defpotes &
les Conquérans.

Lorfqu'il fut parvenu à cet âge , où l'homme mo-
ral étant à peine achevé , commence à jouir d'une
liberté dangereufe, M. Helvetius trouva , dans fes
propres avantages, un obftacle à fes progrès : une figure très-diftinguée, une taille fvelte & légere , une
force de tempérament peu commune le rendoient
également propre à tous les exercices & à tous les
plaifirs. Les premiers excitoient fon émulation ,
les autres en étoient la récompenfe. Mais il s'apperçut bientôt que fi le bonheur de plaire eft fouvent l'effet des charmes extérieurs , celui d'en-
chaîner, de fixer les cœurs , appartient particuliérement aux qualités de l'efprit. Il fentit que les
fuccès de la figure font fragiles comme elle , &
que la concurrence à laquelle ils expofent, eft fouvent dangereufe , & quelquefois humiliante. Li-
vré à ces réflexions , il fe promenoit feul dans un
de nos jardins publics , lorfqu'il apperçut , au milieu d'un cercle de femmes , jeunes & aimables ,
une figure très-difparate & très-contraftante ; c'é-
toit M. de Maupertuis qui , revêtu de toute la fin-
gularité grotefque & affectée qu'il ajoutoit à fon
originalité naturelle , paroiffoit l'unique objet de
leurs foins & de leur attention. Ce fpectacle , qui
n'auroit été que rifible pour un homme vulgaire ,

excita une penfée profonde dans l'ame de M.
Helvetius ; il interrogea, dans le filence, les paffions
de fon cœur , & alors il apprit, pour la premiere
fois , ce qu'elles demandoient à fon génie. Leur
voix étoit toujours trop impérieufe , pour qu'il
pût y réfifter. Auffi-tôt la danfe , la paume &
tous fes autres exercices perdent tout leur prix à
fes yeux ; l'étude, l'étude folitaire & filencieufe
occupe leur place ; & comme ce Géometre bi-
zarre , à qui la nature fembloit n'avoir donné d'autres faveurs que le talent , étoit fans ceffe préfent
à fa penfée ; fes premiers efforts furent tournés
vers les Mathématiques , fcience toujours utile ,
quelques progrès qu'on y faffe , parce qu'elle pof-
fede éminemment le mérite d'accoutumer l'efprit
à l'application & à la combinaifon , fans lefquelles
le génie refte infécond, & ne fauroit même exif-
ter. L'attente de M. Helvetius ne fut pas trom-
pée ; mais fes premiers fuccès l'ayant fait connoître dans le monde fous un afpeĉt nouveau , le
Temple des Mufes ne tarda pas à lui être ouvert,
M. de Voltaire en étoit l'Apollon , & fon culte
y fubfifte encore , quoique fon oracle , femblable
à celui de Dodone , fe foit réfugié au fond des forêts , & ne foit plus le prix que d'un long péléri-
nage.

Qui pouvoit voir M. de Voltaire , fans brûler
du defir d'être poëte ? C'eft-là le cas de dire : *aut
infanit homo , aut verfus facit ;* ou plutôt , *& infa-*

nit homo & versus facit. Le succès accompagna les
efforts du jeune adepte ; & tandis que ses ému-
les faisoient des vers, il étoit déja poëte ; témoins
ses Epîtres *sur le Bonheur*, qu'il commença dès-
lors ; témoin M. de Voltaire lui-même qui, en ren-
dant justice à son imagination vive & féconde, a
plusieurs fois ajouté que personne n'avoit, comme
M. Helvetius, le talent de tourner le vers didac-
tique ou philosophique : talent très-rare, & qui
en suppose bien d'autres.

`Cependant, une nouvelle carriere s'offroit à
son ardeur qui s'animoit de plus en plus. Le
goût des sociétés, des nations, des siecles mêmes,
est déterminé par des causes imperceptibles ; &
tandis qu'embarqués *dans* de vaines controverses,
nous croyons voguer *sur* une mer orageuse,
nous ne navigeons cependant que sur un vaste
fleuve, dont quelques-uns, à force de ramè, de-
vancent le cours, & dont les autres s'efforcent
inutilement de surmonter la pente. Là, des pira-
tes cruels exercent leurs ravages ; là, des flottes
entieres s'acharnent au combat ; mais les vain-
queurs & les vaincus sont également entraînés
vers cet océan pacifique, où le doute & la vérité
ont établi leur empire. C'étoit alors le tems, où
la Philosophie ayant passé d'Angleterre en France, commençoit à y faire sentir son influence ;
une longue paix, un gouvernement doux & mo-
déré permettoient de penser & d'écrire ; & com-

me le caractere de notre nation eſt de n'avancer
que par élans, & de ne connoître aucune borne
dans ſes progrès, l'*Eſprit des Loix* parut tout à
coup au milieu d'elle, non comme un météore
paſſager, mais comme un aſtre lumineux & bien-
faiſant qui, s'élevant ſur notre horizon, devoit
bientôt éclairer toutes les nations. On ne ſera pas
étonné d'apprendre que ſon immortel Auteur fut
l'intime ami de Mr. Helvetius, & peut-être ce té-
moignage ſeul ſuffit-il à ſon éloge. Mais, tandis
que le Préſident de Monteſquieu, victime d'une cé-
lébrité dangereuſe, & précipité dans le chaos
des contradictions, avoit également à ſe défendre
de l'éloge & de la ſatyre; Mr. Helvetius méditoit
profondément ſon ouvrage, & il ne fut pas long-
tems à s'appercevoir que ſon ſeul défaut étoit de
ne pas contenir les idées premieres des choſes qui
s'y trouvoient renfermées. Il penſa, qu'avant
d'examiner les légiſlations, & de les comparer
entr'elles, il falloit étudier l'homme lui-même,
& fonder, ſur ſa propre nature, l'édifice des loix
auxquelles il doit être ſoumis. Tel fut l'objet du
livre de l'*Eſprit*, qui, poſtérieur à l'*Eſprit des Loix*,
dans l'ordre des tems, le précede immédiatement
dans l'ordre des idées.

Déſormais, uniquement occupé de la gran-
deur de ſon plan, & de l'utilité de ſon travail,
M. Helvetius ſacrifia tout à cette noble entrepriſe.
Ses premiers vœux pour un bien plus doux &

plus flatteur que les vains plaifirs de fa jeuneffe, avoient été dignement récompenfés : le choix le plus jufte & le plus heureux, en fixant tous fes defirs, l'avoit déterminé pour la vie domeftique (*) ; les terres qu'il avoit acquifes, lui offroient tous les loifirs de la campagne ; des enfans aimables croif-foient fous fes yeux & animoient fa retraite, dont l'hiver le tiroit à peine pour le ramener dans la fociété des favans, où il recueilloit & répandoit tour-à-tour l'inftruction. Dix ans entiers d'un calme fi parfait, furent employés à la compofi-tion d'un livre, avec lequel il s'étoit, pour ainfi dire, identifié. Dans l'ardeur qui l'animoit, le fa-crifice d'une place de Fermier - Général n'avoit rien coûté à fon ame défintéreffée ; dans la dif-grace que des *opinions* lui attirerent, celui d'une place à la cour ne lui coûta pas davantage. Con-tent d'échapper à la perfécution des corps, qui ne connoît aucune mefure, il fléchit fous la main du Gouvernement, qui frappe & qui foutient, qui punit & qui protege ; & retiré dans fes terres, il donna à fes ennemis deux années pour oublier une haine qu'il oublia dans un jour.

(*) Il avoit époufé en 1751, Mlle. de Ligneville. Il eft peu de perfonnes qui ne fachent que ce nom eft des plus anciens & des plus illuftres de la Lorraine ; mais on doit penfer que cette confidération n'influa en aucune façon fur le choix de M. Helvetius, qui ne fut certainement pas l'ouvrage de la vanité.

Eh ! quelle pourroit être la caufe d'une haine
fi injufte ? Mr. Helvetius haï ? Non ; il n'eft pas
poffible. Ne faifons point cette injure à nos con-
temporains, à nos concitoyens. Ceux-là feuls,
qui ne le connoiffoient que comme l'Auteur d'un
livre contraire à leur doctrine, ou à leur intérêt,
ont pu fe tromper fi groffiérement, & concevoir
contre lui des préjugés que fa préfence, que fon
commerce auroient bientôt diffipés. Avant même
de juger fes opinions, il auroit fallu en faifir l'en-
femble, en connoître la génération, fe pénétrer
du fyftême de l'Auteur, le fuivre dans fa marche,
& diftinguer ce qui appartient au raifonnement,
de ce qui tient au tour d'efprit & à la richeffe de
l'imagination. Ofons jetter un coup d'œil fur cet
important ouvrage, auquel la connoiffance que
nous avons déja de la vie & du caractere de fon
Auteur, va donner un nouvel intérêt.

Sans doute ce fut un projet hardi d'arracher à
la vérité les vains ornemens qui la déparent, pour
la montrer enfuite dans fon admirable nudité : en
effet, parmi cette troupe aveugle & ftupide qui
veut pourtant connoître & juger, pour un Bou-
chardon qui ne cherche que la belle nature, il eft
mille fpectateurs ignorans qui n'applaudiffent qu'à
la magnificence des vêtemens. La Philofophie n'eft
point à l'abri de ces erreurs vulgaires, & quelquefois fes admirateurs font peuple comme les autres. Donner l'intérêt pour principe à nos actions,

& repréfenter nos paffions comme la fource de nos vertus, parut aux uns un paradoxe téméraire, aux autres un blafphême révoltant. On oublioit fans doute que Locke, qu'Ariftote lui-même nous avoient appris que l'ame eft une table rafe qui ne reçoit d'idées que par les fenfations ; ainfi, fans les fenfations, point d'idées ; fans les idées, point de volonté : mais, toute fenfation caufe du plaifir ou de la douleur, & le premier emploi de nos facultés, eft de chercher l'un, & de fuir l'autre : comment feroit-il donc extraordinaire que l'intérêt de notre individu, c'eft-à-dire, l'attrait du plaifir, & la crainte de la douleur, fût le mobile de toutes nos actions ? D'un autre côté, fi les paffions ne font qu'une fuite des fenfations fortes dérivées du même objet, n'eft-il pas naturel qu'elles aient formé nos penchans, nos affections, nos habitudes ; & n'eft-ce pas une conféquence néceffaire, que nos vertus mêmes foient le fruit de nos paffions ? Que fi l'on vient à appliquer ce principe à la morale & à la politique, on s'appercevra bientôt que les hommes ne doivent s'eftimer, s'apprécier qu'en proportion des rapports qu'ils ont entr'eux ; que ces rapports ne pouvant jamais être que de bienfaifance ou de *malfaifance*, il eft néceffaire que les fentimens de haine, ou d'amour, foient fondés fur le bien que nous efpérons, ou fur le mal que nous craignons ; enfin, que l'intérêt du plus grand nombre, devant toujours pré-

valoir fur celui du plus petit, on appellera jufte ;
ce qui eft utile au plus grand nombre ; injufte ,
ce qui nuit au plus grand nombre. ...

Eh ! ne permettons pas qu'une crainte pufilla-
nime nous faffe fermer les yeux à la clarté de ces
raifonnemens. Le même principe doit animer le
Dogmatifte & le Philofophe ; l'amour du bien public : il faut voir lequel des deux a fait choix des
meilleurs moyens pour l'opérer. L'un, frappé de
la morale plus impofante qu'acceffible des Zénons
& des Epictetes, veut que la probité d'un peuple
actif & laborieux par fa nature , foit mefurée fur
les maximes exaltées d'un Philofophe oifif : étouf-
fez vos paffions, dira-t-il, & la douleur la plus
vive ne fera plus un mal pour vous. Confervons
nos paffions, dira fon adverfaire, puifqu'elles
font les vrais mobiles de notre être ; mais, fa-
chons les diriger vers un centre commun qui eft
le bien de la fociété : placé dans les camps que la
gloire de vaincre enivre votre ame, mais que ce
foit celle de vaincre pour votre patrie ; au bar-
reau, que les applaudiffemens du peuple animent
votre éloquence, mais qu'elle ne foit employée
que pour la défenfe de l'opprimé ; que l'amour
conferve fon pouvoir & fes charmes, mais qu'il
devienne le prix du courage ; que tous les plaifirs
honnêtes foient admis, pourvu que les jouiffances
d'un homme ne coûtent jamais de foupirs à fon
femblable...

Mais

Mais ces puiſſans reſſorts dont on ne ſauroit méconnoître l'énergie, peut-on toujours en prévoir l'effet, & dépend-il de nous de les mettre en action ? Si la nature a imprimé un caractere particulier à chaque nation ; ſi, par exemple, elle a donné l'amour de la liberté à l'habitant des climats glacés, & ſi elle paroît avoir deſtiné à l'eſclavage cet homme détérioré, dont le ſoleil a bruñi la peau & changé les traits, que ferons-nous de nos ſpéculations morales, quand la néceſſité phyſique les aura condamnées au ſilence ?

Ici le génie eut beſoin de toutes ſes reſſources ; c'étoit l'opinion la plus ſpécieuſe & la plus générale ; c'étoit plus encore, c'étoit celle de l'illuſtre Monteſquieu, qu'il s'agiſſoit de combattre. Juſqu'à préſent, la victoire eſt reſtée indéciſe ; mais de quelque côté qu'elle paroiſſe pencher, des armes ſi puiſſantes n'ont pu ſe choquer ſans faire jaillir des étincelles de la lumiere la plus vive. Toutefois, ſi nous examinons les nations répandues ſur la ſurface de ce globe, diverſement éclairé, nous reconnoîtrons qu'elles ne different guere plus entr'elles que quelques individus, pris au haſard, dans le même pays, dans la même ville. Deux filles ſont nées du même pere & de la même mere : l'une douée des charmes extérieurs, chérie, préférée dans ſa famille, a été inſtruite dans tous les talens, & n'a voulu négliger aucun moyen de plaire. L'amour commence ſa fortune, & lui fait

B

partager celle d'un homme riche & puiſſant ; tranſ-
portée à la cour, ſes paſſions s'allument, ſon ambition s'échauffe ; de la coquetterie elle paſſe à
l'intrigue ; elle remue tout, bouleverſe tout, tandis que l'autre, reléguée dans un cloître, prend,
avec le voile, les vertus & les défauts de ſon état:
elle eſt crédule, timide, ſcrupuleuſe, & renfer-
mée toute entiere dans l'enceinte de ſon couvent;
elle a vu le monde diſparoître à ſes yeux. La nation libre & commerçante eſt la premiere de ces
deux ſœurs, & la nation, aſſervie par un long deſ-
potiſme, n'eſt pas moins exactement repréſentée
par la ſeconde. Quelle eſt cependant la cauſe d'une
ſi grande différence entre ces deux êtres que la
Nature avoit placés ſi près l'un de l'autre ? L'éducation ! Mais les peuples ont auſſi leur éducation,
& c'eſt leur gouvernement, leur légiſlation. Com-
parez le Romain moderne avec les Fabrice & les
Emiles ; le Marchand Grec avec les Leonidas &
les Ariſtides : quelle énorme diſtance ! Et cependant le climat n'a pas changé. Qui fait donc ce
qu'une bonne légiſlation, peut-être faut-il dire
plus encore, ce que l'habitude d'une bonne légiſlation pourroit produire enfin ſur le Mogol in-
dolent ou le Perſe efféminé. Tout a changé ſous
la main de l'homme, les plantes, les animaux ;
des races entieres ſe ſont multipliées ou anéan-
ties, perfectionnées ou détériorées, en raiſon de
ſes efforts : comment échapperoit-il lui-même à
ſa propre influence ?

Laiſſons chacun adopter ou rejetter, à ſon gré, ces vaſtes ſpéculations, & n'attendons pas, d'un léger apperçu, cet aſſentiment général que l'éloquence la plus ſublime n'a pas même oſé ſe promettre. Mais, en ôtant à cet admirable tiſſu les couleurs éclatantes dont il eſt orné, nous pouvons du moins, montrer les fils qui ſeuls en ont formé la trame.

Les hommes étant nés ſans idées & avec les organes de l'entendement à peu près ſemblables, les différences qu'on obſerve dans leurs caractéres, naiſſent particuliérement de ſa férie totale des ſenſations qu'ils ont éprouvées, & des circonſtances dans leſquelles elles ont été reſſenties : circonſtances qui ont décidé de leur importance & de leur énergie. Des diverſes manieres dont les individus en ont été modifiés, viennent les habitudes, leſquelles enfantent, à leur tour, les talens, & ce qu'on appelle l'eſprit ; expreſſion obſcure & indéterminée, ſi elle ne repréſente pas l'aptitude à recevoir un grand nombre d'idées, & la facilité de les comparer. Or, comme il eſt difficile que nos habitudes ou nos paſſions ne nous aient pas déterminés pour certaines claſſes d'idées, il réſulte que ce qu'on appelle eſprit n'eſt proprement que l'eſprit d'une certaine ſcience, d'un certain état. Dans l'homme de ſociété, ou dans l'homme de cour, c'eſt la connoiſſance de quelques nuances légeres qui varient à l'infini les pen-

chans & les caracteres ; dans le Géometre , c'eſt
la facilité de retenir des nombres , & de les comparer ; dans l'artiſte , c'eſt la fineſſe du coup d'œil ,
combinée avec l'adreſſe de la main. De-là la poſ-
ſibilité de raſſembler un grand nombre de gens
d'eſprit , leſquels , ſublimes ſur quelques articles ,
& ineptes ſur d'autres , ſe prendroient mutuelle-
ment pour des ſots & des ignorans. Une autre
conſéquence découle de ces réflexions , c'eſt que
l'ignorance eſt le principe de toutes nos erreurs :
car , comment comparer , ſi la matiere nous manque ? Mais , d'un autre côté , comment acquérir
des idées , ſi l'intérêt ne vient ſolliciter notre pa-
reſſe ? Ainſi donc , après s'être convaincu que l'eſprit eſt le fruit de l'éducation , comme nos talens
ſont celui de nos paſſions , que l'homme enfin eſt
ce qu'on le fait , il ne reſte plus qu'à examiner par
quels moyens on peut faire un homme de bien ,
un citoyen. Ce ſera ſans doute en nous éclairant
ſur notre véritable intérêt , en dirigeant nos paſſions vers le bonheur public. Pénétré de ces véri-
tés , l'homme qui gouverne , devenu à la fois juſte
& indulgent , ne permettra plus que l'homme gou-
verné ſoit la victime des fautes de la légiſlation ,
& ce ſera toujours à celle-ci qu'il aura recours
pour remédier aux maux dont la ſociété ſera af-
fligée. Il ne punira point l'indigent de n'être pas
attaché à ſa Patrie ; mais il fera enſorte que chaque citoyen ait un bien-être ſuffiſant pour s'inté-

reſſer vivement à la proſpérité publique : s'il voit le courage s'énerver & l'audace s'amortir , il ne prodiguera pas des ſévérités inutiles ; mais il donnera un nouvel aliment à l'émulation , & ranimera l'amour de la gloire par l'eſpoir des récompenſes & l'attrait même des plaiſirs. Ainſi , l'autorité ne tombera plus dans cette erreur que Bacon lui a reprochée comme un *ſolécifme* habituel , de vouloir la fin , ſans permettre les moyens ; ainſi , en fondant ſur la ſenſibilité phyſique , une morale moins ſublime , mais plus ſolide que celle qui nous a été juſqu'ici ſi vainement enſeignée , on parviendra au véritable but de tout Philoſophe : *Le bonheur public établi ſur le bonheur particulier.*

Tel eſt le plan du vaſte monument que M. Helvetius oſa ériger à la philoſophie de ſon ſiecle , & qui , conſidéré dans ſon enſemble & dans toute ſon étendue , n'a rien qui puiſſe offenſer la raiſon , ni allarmer la morale. Mais le caractere d'un Auteur perce toujours , & ne manque pas d'imprimer à ſes ouvrages certaines marques particulieres qui les diſtinguent , qui leur donnent une forte de phyſionomie , ſur laquelle ils ſont ſouvent jugés. Qui croiroit que le ſien , ſi accoutumé à lui concilier les cœurs , ait jamais pu lui aliéner les eſprits ? Il faut pourtant l'avouer , d'antiques préjugés ont étendu leur tyrannie juſqu'aux premieres facultés de notre entendement , & interpoſé leur pouvoir entre nos penſées & nos paroles. Dire exactement, ce qu'on penſe fut un privilege que le Cynique ſeul uſurpa quelquefois, & qui ne fut accordé qu'à la démence ; oſer l'écrire n'a encore été celui d'aucun Philoſophe. Dans cette gêne habituelle, ſi la vérité ne ſe préſente pas comme une divinité impérieuſe qui exige notre hommage, mais comme une beauté timide qui nous offre ſes faveurs dans les ténebres, le génie élevé au deſſus de ſon ſiecle ſe fait un jeu de ſa ſupériorité ; il ſouleve doucement le voile qui couvre nos erreurs, & le laiſſant tomber ſoudain, il ſemble qu'il préfere au plaiſir de faire triompher la ſcience, celui d'inquiéter l'ignorance. Tel fut M. de Fontenelle, & tel ne fut pas M. Helvetius. Le premier conſervant dans ſes travaux cette même délicateſſe qui ſe faiſoit appercevoir dans ſes organes, n'oſoit avancer qu'après avoir tâté le terrein, & peu preſſé d'arriver, il ſe contentoit d'aſſurer ſes pas ; le ſecond, plein de vivacité & d'énergie, ne pouvoit ſentir ou parler qu'avec force, & vivoit tout entier ſous l'empire de la penſée ; celui-là paroiſſoit frappé de la foibleſſe des autres ; celui-ci de ſa propre vigueur : l'un reſſembloit à la biche inquiete qui, ſur la fin du jour, ſort, en tremblant, du taillis dont elle n'oſe encore s'écarter ; l'autre, à l'intrépide courſier qui, délivré de ſes entraves, traverſe, en bondiſſant, les forêts & les campagnes.

C'eſt aux ames vraiment fortes & élevées, à peindre cette contrainte qu'elles ont éprouvée tant de fois, lorſque, comprimées par les préjugés qui les environnent, & forcées de ſe renfermer en elles-mêmes, elles réagiſſent ſur leur propre ſubſtance. On doit ſentir qu'alors, ſi la vérité leur échappe, ce doit être par ſaillie, & ſous les formes hardies du paradoxe. M. Helvetius ne put ſe préſerver de ce danger. Accoutumé à ſimplifier toutes les idées, il étoit parvenu à des réſultats très-clairs & très-ſenſibles, mais qui par cela même paroiſſoient extraordinaires lorſqu'on les voyoit ſéparés des réflexions dont ils étoient le fruit. D'ailleurs, il ſavoit que les opinions qu'il vouloit combattre, avoient été, de tout tems, revêtues de l'appareil des mots, & ſecondées de cette ſubtilité que notre orgueil a coutume d'employer pour ſe cacher ſa foibleſſe. Son procédé devoit être tout différent : aux déclamations morales il devoit oppoſer la préciſion philoſophique ; & c'eſt ainſi qu'il lui arrivoit ſouvent dans la converſation, & quelquefois dans ſes ouvrages, d'exagérer ſes propres penſées, & de s'embarraſſer peu ſi l'expreſſion qu'il employoit paroîtroit dure, pourvu qu'elle fût ſimple & forte. Mais, une choſe remarquable, & bien à l'honneur de la Philoſophie, c'eſt que, malgré ſa vivacité naturelle, il étoit exactement impoſſible que la chaleur de la diſpute le portât à ſe ſervir d'aucun terme déſobligeant. Perſuadé qu'il n'exiſte pas d'eſprit

faux par lui-même , & que toutes nos méprifes ne
viennent que d'une ignorance dont il cherchoit
la caufe dans notre pareffe ou dans nos paffions ,
toute fa dialectique confiftoit à éclaircir fa penfée ;
& lorfqu'il avoit fait ce qui dépendoit de lui pour
y parvenir , il s'arrêtoit , & ne confervoit aucune
animofité contre fon adverfaire dont les erreurs
n'avoient rien d'étonnant pour lui , & fervoient
même fouvent de preuve à fon fyftême. Auffi
fut-il fe rendre fupérieur à toutes ces tribulations ,
néceffaires compagnes de l'étude, qui font encore
notre partage , & qui finiront comme les fiennes ,
dans l'afyle de la tombe. Plus importuné qu'ef-
frayé des cris de l'envie , & fuffifamment vengé
par cinquante éditions de fon livre , qu'il vit pa-
roître en peu d'années , & dans toutes les langues
de l'Europe , il s'impofa un filence noble & fier ,
mais il ne refta pas oifif ; & quoique nous igno-
rions en quel état il a laiffé fes manufcrits , nous
ofons nous flatter qu'ils ne feront pas perdus pour
le public.

Peut-être y trouverons-nous le complément de
cette doctrine que nous venons de développer.
Mais puifque nous avons fait obferver le fil imper-
ceptible, auquel toutes les actions de M. Helvetius,
je dirois même toutes fes penfées, étoient atta-
chées, fervons-nous de cette connoiffance , dans
l'examen des opinions qu'il nous a tranfmifes, &
convenons qu'il en fut lui-même la preuve jufti-
ficative. Inftruit à fa propre école, il différa des

hommes de génie qui l'avoient précédé, en ce qu'il eut la confcience des déterminations aux-quelles il obéiffoit, & que, femblable à ces intel-ligences fupérieures qui entendent l'harmonie des fpheres, & prévoient de loin les événemens que nous attribuons au hafard, il fut, pour ainfi dire, témoin de fa deftinée. De-là cette convic-tion intime, que tout ce que nous tenons de la Nature eft la fenfibilité phyfique; que nos talens font le fruit de nos paffions, & nos paffions celui de mille circonftances qui échappent à notre obfer-vation : de-là cette juftice habituelle que les autres appelloient indulgence, & qui l'empêchoit de haïr les hommes pour des fautes dont il n'ac-cufoit que leur ignorance ou leurs préjugés : de-là ce ménagement fcrupuleux & conftant pour l'a-mour-propre d'autrui, qui l'engageoit à cacher fes talens, au point que ceux qui ne le connoiffoient que par le rapport des affaires, ou des liaifons de jeuneffe, ne le regardoient que comme un homme de fociété & de plaifir. Plus fage que le Cynique farouche, dont les manieres décréditent la doc-trine, il ne traitoit pas l'amour-propre comme un tyran qu'il faut renverfer, mais comme un Roi légitime qu'il faut fervir & éclairer. Auffi, fut-il ami de l'homme du monde & de l'homme de de lettres, du courtifan & du favant, & ce qui eft plus admirable encore, de l'homme fimple & de l'ignorant. Son vifage n'étoit pas moins ferein, lorfque, retiré à la campagne, il voyoit à fa table fes gens d'affaires, les curés, les vicaires de de fes paroiffes, qui venoient recueillir fes nombreufes aumônes ; que, lorfque rendu à la capitale, il raffembloit dans fa maifon ce que la France & le pays étranger offrent de plus illuftre dans tous les genres. En effet, fes difpofitions, fes moyens de plaire étoient toujours les mêmes ; c'étoit la nobleffe de fon ame & la fimplicité de fon cœur. Il n'y a jamais eu qu'un feul de fes amis, à qui il fe foit étudié de plaire par des attentions particulieres ; c'étoit Mr. de Marivaux : la raifon en eft bien fimple ; il lui avoit fait une penfion de trois mille livres, & cet homme, eftimable d'ailleurs, ne laiffoit pas que d'être épineux dans le commerce, par un excès de fenfibilité que Mr. Helvetius croyoit devoir refpecter plus qu'un autre. Il trouva plus de fatisfaction dans un pareil bienfait encore mieux placé, s'il eft poffible. L'amitié réciproque & conftante qui en fut la caufe & non pas le fruit, n'a pas moins honoré celui qui l'accepta, que celui qui l'offrit ; car, tous ceux qui connurent ces deux amis, favent que fi le partage inégal des deux fortunes eût été renverfé, les rapports n'auroient pas changé entr'eux, & que c'eft le hafard feul qui a diftribué les rôles.

Mais tandis que je me trouve fi naturellement conduit à parler de fa bienfaifance, je fuis tout-

à-coup arrêté par une confidération bien impofante ; je crains de m'expofer à la plus refpectable
de toutes les critiques ; je crains de voir, non des
juges rigoureux condamner mon ftyle & mes
penfées, mais des familles éplorées fortir de leur
chaumiere, ou defcendre de deffous les toits éle-
vés où M. Helvetius faifoit parvenir leur fubfif-
tance : ils viendront me citer mille preuves de fa
bonté touchante, de fa tendre générofité ; ils me
reprocheront, fans doute, de paffer fous filence
des traits dignes à jamais de la lumiere & de la
poftérité : Ses largeffes, diront-ils, nous ont con-
fervé la vie ; les pleurs qu'il a verfés fur nous
nous l'ont fait chérir... Ah ! fi je leur répondois que
ce pere des malheureux a été long-tems l'objet
de la perfécution & de la calomnie ; qu'il a même
dû quelquefois leur envier le repos qui accom-
pagnoit leur mifere . . . Mais , non, éloignons plutôt de nos Lecteurs ce tableau funefte, & laiffons-
les pleurer les grands hommes, fans leur faire
haïr l'humanité. Et nous qu'un fentiment trop
tendre aveugle fur nos propres forces ; nous qui
fommes peut-être coupables, dans ce moment-ci,
de croire comme lui, qu'il fuffit de fentir vivement pour bien exprimer, contentons-nous d'a-
voir jetté fur fa tombe les fleurs qu'il nous a été
permis de cueillir. Une main plus habile s'apprête
à former une couronne digne de lui. Hélas ! parmi
tant d'hommes célebres attachés à celui que nous

pleurons, qui peut juſtifier notre audace, ſi ce
n'eſt un attachement éternel pour ſa mémoire, &
pour les déplorables objets de ſon amour.

F I N

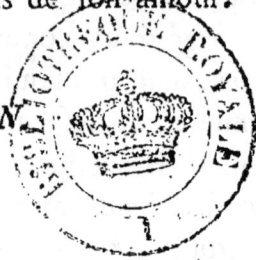

www.ingramcontent.com/pod-product-compliance
Lightning Source LLC
Chambersburg PA
CBHW060513200326
41520CB00017B/5028